LE VIN

DANS LA SOLOGNE

CONSIDÉRÉ

COMME PROPHYLACTIQUE PUISSANT DES FIÈVRES TELLURIQUES

LETTRES MÉDICALES

PAR

Le Docteur Édouard BURDEL

(de Vierzon)

MEMBRE CORRESPONDANT DE L'ACADÉMIE DE MÉDECINE

CHEVALIER DE LA LÉGION D'HONNEUR, DE L'ORDRE ROYAL DE LÉOPOLD, ETC.

> « Le vin est chose merveilleusement appropriée à l'homme,
> si en santé comme en maladie, on l'administre à propos et
> juste mesure, suivant la constitution individuelle. »
>
> HIPPOCRATE. (Trad. Littré.)

PARIS

CHEZ G. MASSON, LIBRAIRE - ÉDITEUR

RUE HAUTEFEUILLE, 10

—

1877

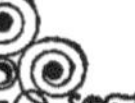

LE VIN

DANS LA SOLOGNE

CONSIDÉRÉ

COMME PROPHYLACTIQUE PUISSANT DES FIÈVRES TELLURIQUES

LETTRES MÉDICALES

PAR

Le Docteur Édouard BURDEL

(de Vierzon)

MEMBRE CORRESPONDANT DE L'ACADÉMIE DE MÉDECINE

CHEVALIER DE LA LÉGION D'HONNEUR, DE L'ORDRE ROYAL DE LÉOPOLD, ETC.

> « Le vin est chose merveilleusement appropriée à l'homme,
> si en santé comme en maladie, on l'administre à propos et
> juste mesure, suivant la constitution individuelle. »
>
> HIPPOCRATE. (Trad. Littré.)

PARIS

CHEZ G. MASSON, LIBRAIRE-ÉDITEUR

RUE HAUTEFEUILLE, 10

1877

A MONSIEUR E. BOINVILLIERS

Ancien Sénateur
Président du Comité central de la Sologne
Grand officier de la Légion d'honneur, etc., etc.

Monsieur et très-honoré Président,

L'intérêt, le dévouement que vous portez depuis longtemps à la Sologne me font un devoir de vous demander la permission de mettre ces quelques pages sous votre patronage : car, bien que les faits que j'expose ici aient, je le pense, quelque valeur, votre nom n'en sera pas moins pour eux, j'en suis convaincu, un sauf-conduit heureux, qui les fera pénétrer là où je les adresse.

Avec l'air plus pur qu'on respire aujourd'hui dans la Sologne, avec le pain de froment plus nourrissant dont use l'ouvrier des champs, il faut une boisson tonique et alimentaire ; en un mot, pour remplacer l'eau dont il s'abreuve, — il faut du vin.

Déjà la vigne a pénétré dans beaucoup de points de la Sologne, mais, mieux encore, la nécessité impérieuse du vin alimentaire commence à se faire sentir. Les propriétaires, les fermiers, les ouvriers eux-mêmes, sentent qu'avec cette boisson tonique, leurs forces se décuplent, leur intelligence engourdie s'agrandit.

Au Comité central, dont vous êtes l'âme active, à nos collègues, aux propriétaires intelligents et laborieux de la Sologne, revient une grande part dans les progrès acquis depuis plus de vingt ans ; — encore quelques années de cette intelligente impulsion, et la Sologne aura complété sa transformation.

Aussi, en vous priant d'agréer ce faible témoignage de mon respect, laissez-moi vous dire, Monsieur et très-honoré Président, que tous, nous faisons des vœux pour que Dieu vous permette de diriger longtemps nos travaux et que vous puissiez voir s'achever l'œuvre à laquelle votre cœur s'est si intimement attaché.

Votre très-respectueux et dévoué collègue,

Dʳ Edouard BURDEL.

Vierzon, ce 20 Septembre 1877.

AVANT-PROPOS

Depuis longtemps déjà, j'avais reconnu l'importance et l'utilité du vin chez les populations des pays palustres, à titre de prophylactique, c'est-à-dire comme moyen de donner à l'homme de ces contrées, la force de résister aux influences climatologiques spéciales du sol. Mais ne trouvant alors dans ma voix, ni dans mon expérience, assez d'autorité pour appeler, ainsi qu'il l'eût fallu, l'attention du public sur ce point important, je crus devoir attendre; et plus tard, dans quelques lettres adressées, d'abord au docteur A. Latour, rédacteur en chef de l'Union Médicale et secrétaire du Comité d'hygiène, puis à mon ami le docteur J. Guyot, homme savant et compétent s'il en fût sur cette matière, j'osai, dans des lettres à leur adresse, leur communiquer mes observations, mes impressions et ma manière de voir; afin d'arriver, s'il était possible, au but que j'envisageais déjà comme moyen destiné à fortifier et régénérer les populations *ouvrières* de ces pays.

Depuis lors, avec les années et les observations de chaque jour, je pus constater la vérité de ce que j'avais avancé; c'est que le vin était bien, après l'assainissement opéré par les progrès agricoles, le complément et en quelque sorte le remède héroïque propre à combattre et à éteindre l'action tellurique de ces contrées. Les faits, les preuves abondaient; mais, hélas! tout restait stérile, si l'on ne fournissait l'élément indispensable à l'homme et à la famille, c'est-à-dire *le vin*, et mieux encore si l'on ne créait la viticulture auprès de la famille elle-même.

L'impulsion viticole donnée dans toute la France par Jules Guyot, impulsion qui s'est fait sentir très-heureusement jusque dans quelques points de la Sologne, a fait plus pour obtenir ce résultat, que n'auraient pu faire et les meilleurs discours et les faits les plus probants.

Aussi, en publiant ma dernière lettre adressée à M. le docteur Amédée Latour, lettre dans laquelle des faits nouveaux et de grande valeur sont attestés sur l'importance du vin comme boisson alimentaire, ai-je voulu m'appuyer du nom et de l'autorité de notre bien regretté J. Guyot, et publier aussi la première lettre qu'il m'a adressée à ce sujet, en réponse à deux autres lettres publiées également dans l'Union médicale.

Par là, on pourra voir que si cette question de la viticulture en Sologne, objet de nos vives préoccupations, a été lente à faire son chemin et à devenir un fait accompli; on pourra voir, dis-je, que cette question se résout chaque jour, parce que chaque jour aussi la vigne s'introduit dans beaucoup de communes où elle n'existait qu'à l'état de treille; et que la viticulture, qui tout d'abord, il y a une vingtaine d'années, se tenait stationnaire dans le périmètre de la Sologne, s'est avancée peu à peu, a pris plus d'extension, s'étalant vers le centre, là où elle était presque un mythe. Nous l'avons vu planter, nous l'avons vue réussir, donnant de bons produits; voilà certainement la seule et véritable raison qui fait qu'aujourd'hui nous nous permettons de faire revenir cette cause en appel devant le public, nous bornant, comme base de notre plaidoirie, à exposer les faits si importants qui militent en sa faveur.

Le moment de plaider cette cause est d'autant plus opportun, que l'élan est donné et que si la période des gelées désastreuses, qu'une partie de la France a eu à subir, s'éloigne enfin de nous, nous verrons cette extension viticole prendre de grandes proportions, et nous ne doutons pas, dans quelques années, voir les plus sceptiques y être entraînés.

Ce résultat arrivera infailliblement, nous ne craignons pas de l'avouer, et cela grâce à deux auxiliaires puissants : 1° la facilité des routes multipliées partout; 2° l'habitude que prend doucement l'ouvrier de boire du vin et d'en demander pendant son travail.

Nous n'aurons pas grand mérite à prophétiser ce résultat plus ou moins prochain, car beaucoup d'habitants n'attendent pas l'extension de la viticulture en Sologne pour boire du vin, attendu que beaucoup de petits cultivateurs et de petits propriétaires depuis quelque temps boivent un peu de vin, pas tous les jours encore, mais plus souvent qu'autrefois, c'est-à-dire non plus seulement aux jours de fête ou aux réunions de famille ou d'amis, mais à l'époque des grands travaux de l'année.

Ce qui est vrai, c'est qu'aujourd'hui, dans beaucoup de domaines, au temps des moissons, alors qu'autrefois on ne distribuait aux ouvriers que de l'eau vinaigrée, du caillet ou du petit lait pour les désaltérer pendant les travaux, aujourd'hui on leur donne, soit du vin, soit des boissons vineuses préparées avec des *grappes* ou du *pressuré*. L'ouvrier, avant de se louer, ne manque pas, en beaucoup de lieux déjà, en dehors du prix convenu, de poser cette question au maître : *Donnerez-vous du vin?* Si la réponse est négative, beaucoup refusent et vont ailleurs. Quelques maîtres et propriétaires ont pu trouver exagérée cette condition imposée par l'ouvrier, mais d'autres, pleins de bon sens, ont compris qu'ils avaient tout avantage à distribuer du vin dans une juste mesure, et qu'ils étaient amplement compensés par le travail des hommes auxquels ils en avaient donné.

Il est certain que, grâce à l'extension de la viticulture autour et en dehors de la Sologne, grâce aussi à la création des routes qui sillonnent le pays, on peut facilement se procurer du vin; c'est cette facilité d'aujourd'hui qui n'existait pas autrefois, alors que les chemins étaient perdus et défoncés, qui tout doucement va introduire dans les habitudes et l'usage alimentaire, le besoin de boire du vin aux repas. Et, s'il faut le dire, c'est sur cette habitude que nous comptons pour voir la viticulture s'étendre et se propager dans le pays.

Car si un certain nombre d'habitants peut se procurer du vin à prix d'argent, il en est un bien plus grand nombre encore, tels que l'ouvrier et les petits fermiers, qui trouveront plus facile et moins onéreux de faire leur vin eux-mêmes en plantant et cultivant la vigne.

Il y a là une question d'économie.... rurale, qui certes n'est pas aussi futile qu'on pourrait le croire au premier abord, et qu'il ne faut pas dédaigner. Inévitablement, grâce aux routes, avec de l'argent et du crédit on peut, ainsi que nous l'avons dit, se procurer du vin.... Mais bientôt les petits propriétaires s'apercevront qu'autre chose est d'acheter du vin, et qu'autre chose aussi est de le produire. Dirons-nous, par exemple, que de nos jours le vin est la denrée la plus frelatée par le commerce ; et qu'alors les cultivateurs, fatigués de payer cher une boisson qui n'a souvent du vin que le nom, voudront, avec raison, produire leurs boissons eux-mêmes? La vigne donnant non-seulement le vin, mais toutes les boissons qui en sont issues, c'est-à-dire des boissons hygiéniques à bon marché ; la vigne, disons-nous, deviendra indispensable autour des fermes et des hameaux.

C'est donc lorsque cet impérieux besoin de boire du vin, qui déjà se fait sentir, sera entré dans les habitudes des ouvriers, c'est alors que les propriétaires verront combien il est utile de planter de la vigne, et c'est alors qu'en la voyant s'étendre et se propager, nous verrons s'éteindre l'endémie palustre ; que les fièvres ne seront plus qu'accidentelles, et que la population de la Sologne, qui déjà se relève et se régénère, deviendra l'égale des pays d'alentour.

Depuis vingt-sept ans qu'en notre qualité de conseiller d'arrondissement, nous assistons, chaque année, aux conseils de révision de plusieurs communes de la Sologne, nous avons pu constater l'amélioration progressive qui s'est faite dans la population, sous le rapport du développement physique de la constitution des jeunes gens qui font partie de la conscription. C'est qu'en effet, depuis cette époque, l'alimentation est tout autre qu'elle n'était alors, et, s'ils ne boivent pas encore du vin autant que le climat le comporte, du moins leurs aliments sont plus alibiles, c'est-à-dire plus réparateurs.

Cette année, à notre session du Comité central de la Sologne, notre très-honorable président, M. Boinvilliers, nous a entretenu de ce même fait, nous disant qu'ayant assisté au conseil de révision, il avait été frappé de l'amélioration des classes, et que des chirurgiens militaires qui avaient pu en faire, eux aussi, la comparaison, n'avaient pu taire leur étonnement.

Dr ÉDOUARD BURDEL.

Vierzon, septembre 1877.

Première Lettre

DU VIN ET DE LA VITICULTURE EN SOLOGNE

> « La complexité des matériaux organiques qui entrent dans la composition du vin, et qui, à certains égards, se rapprochent de ceux de l'organisme humain, rend bien compte de l'action restaurante du vin chez les individus épuisés par suite d'anémie et d'une alimentation insuffisante. »
>
> (BOUCHARDAT, *Conférences.*)

A Monsieur le docteur Amédée Latour

Vierzon, 18 juillet 1860.

Monsieur et cher rédacteur,

L'ouvrage du docteur Jules Guyot, dont vous avez fait un compte rendu aux lecteurs de l'UNION MÉDICALE, et dont le titre de collaborateur vous a imposé une réserve trop délicate sans doute, cet ouvrage, dis-je, quoique destiné aux hommes qui se livrent à la culture de la vigne, m'a paru devoir un jour exercer une influence sérieuse et bien importante, non plus au point de vue de la spéculation et des gourmets, mais au point de vue de l'hygiène publique et des régions où la culture de la vigne est possible.

Puissent, Monsieur et cher rédacteur, ces quelques pages offrir assez d'intérêt pour mériter votre attention et celle de vos lecteurs.

Agréez, etc.

Dr Édouard BURDEL.

Monsieur et cher rédacteur,

« Ce que nous appelons de tous nos vœux (disais-je, il y a quelques années déjà, en publiant mes *Recherches sur les fièvres paludéennes* et mes *Études sur la Sologne*, 1858), c'est la culture de la vigne autour de chaque petit village et de chaque ferme possédant quelques pentes inclinées au soleil. Propager la vigne partout où se rencontrent les conditions nécessaires à sa culture, ce que nous savons exister dans un nombre infini de lieux; la créer surtout dans cette vue de fournir aux classes ouvrières une boisson tonique à la portée de leurs moyens, boisson qui remplacerait d'une manière si avantageuse non-seulement l'eau de mauvaise qualité, mais l'eau miellée ou acidulée, dont l'usage est général, nous semble, avec la production du froment, un des moyens les plus puissants à employer *pour vaincre l'inclémence du climat.* »

Et voici qu'au point de vue d'économie agricole, M. Jules Guyot, ce savant viticulteur, traite cette question importante de manière à enlever tout doute possible, car elle est traitée de main de maître.

« Dans les terrains pauvres et délaissés, dit-il, la production du pain et de la viande n'engendrera jamais la richesse, tandis que la richesse y produira toujours le pain et la viande. Jamais la culture des céréales et des prairies artificielles, seules ou appuyées de la production et de l'entretien du bétail correspondant, n'arriveront, sans commandite permanente, à peupler les déserts de la Champagne, de la Sologne et des Landes.

« En affirmant que la vigne convient parfaitement aux terrains délaissés des Landes, de la Sologne et de la Champagne, je n'entends pas dire qu'ils peuvent et doivent être entièrement plantés de vigne ; je dis qu'une faible partie de ces terrains (de 1/25 à 1/12) cultivés en vignes, suffirait pour y commanditer perpétuellement l'agriculture proprement dite. »

Mais laissons de côté cette question, toute d'économie agricole, et voyons l'intérêt qu'elle présente au point de vue de l'hygiène. Pour cela encore, permettez-moi d'abord de rappeler une des citations que vous avez faites vous-même du livre de M. Jules Guyot :

« Tout vin naturel, fort ou faible en esprit, est un bon vin, s'il conserve sa vie organique et s'il la manifeste par une franche odeur, par un concert de tous ses éléments dans une saveur harmonieuse au goût, par une digestion facile, une augmentation sensible des forces musculaires, et par une activité plus grande du corps et de l'esprit. Que la saveur du vin soit fraîche, piquante et légère ; qu'elle soit douce, onctueuse et riche ; qu'elle soit âpre, chaude et austère, le vin est bon s'il soutient les forces corporelles et intellectuelles sans fatiguer les organes digestifs. »

J'aime à citer de semblables paroles, et dites par un auteur aussi distingué que notre savant confrère ; moi qui, dans un but tout philanthropique et tout hygiénique, ai demandé que l'État accorde, dans la Sologne, une prime d'encouragement aux propriétaires, et dégrève d'impôt, pendant un certain nombre d'années, tous les terrains qui seraient plantés en vignes.

Qu'on veuille bien ne pas se méprendre sur ma pensée, car ce n'est plus ici à titre de spéculation que je demande la culture de la vigne ; je ne compte pas non plus voir ce vin senti, goûté et apprécié par les palais des gourmets. Ce ne sera jamais de lui, sans doute, qu'on pourra dire *qu'il fait une queue de paon dans la bouche,* ni que *c'est une aune de velours dans le gosier.* Non, car tout est relatif; et n'est-ce pas ici que le *tot homines, tot sensûs* reçoit son application dans son acception la plus grande? Celui dont le palais est habitué à déguster le bouquet des vins fins de Bordeaux, et qui sent les houppes nerveuses du glossopharyngien s'épanouir au contact des huiles essentielles qu'ils renferment, celui-là, dans la dégustation d'un vin de Sologne, sentira peut-être ces mêmes houppes nerveuses se hérisser et se révolter contre l'âpreté et la verdeur de son bouquet. Mais, ainsi que le dit judicieusement notre savant confrère, *le vin est bon relativement, et non absolument; le bon vin ordinaire, le vin alimentaire (car le vin est un aliment positif et excellent), n'est point un vin fort en esprit.*

Nous aussi, nous dirons : Le bon vin est celui qui nourrit, fortifie et désaltère. C'est que, autre chose est de boire pour se désaltérer et s'alimenter, ou de boire pour donner aux sens une jouissance et une satisfaction. J'ai vu de braves paysans, dont le palais était loin d'avoir été blasé par la dégustation des vins fins, préférer de beaucoup les vins du cru des bords du Cher au vin vieux de Bourgogne ou de Bordeaux, qu'ils avalaient en faisant une piteuse mine.

Et ceci me remet en mémoire ce que de vieux soldats m'ont raconté avoir éprouvé en Espagne, à l'époque des guerres du premier Empire, alors qu'ils n'avaient à leur disposition, quoique à profusion, pour boire et se désaltérer, que les vins chauds et sucrés d'Espagne, et leur préférant de beaucoup l'eau pure et fraîche, quand ils pouvaient s'en procurer; racontant en même temps l'extrême bonheur qu'ils avaient ressenti, en rentrant en France, lorsqu'ils purent boire les vins les plus légers et les plus médiocres.

Vis-à-vis la Sologne, la Brenne et tous les pays qui lui ressemblent, toute la question se réduit à ce dilemme : Vaut-il mieux, pour l'ouvrier des champs, dont l'alimentation est déjà trop peu fortifiante, boire un vin léger, peu spiritueux, médiocre enfin, ou boire de l'eau argileuse, bleuâtre et d'une fadeur extrême? Ce serait presque insulter le bon sens que de laisser supposer la moindre indécision dans la solution de cette question, digne du premier âge.

Les effets physiologiques du vin sur l'homme sont trop connus, et souvent malheureusement trop connus, pour devoir en parler; mais ces mêmes effets sur l'homme des champs, et surtout sur l'habitant des pays palustres, ne le sont pas autant, voilà ce que je puis assurer. Le vin est, pour tout être affaibli ou dans *une condition physiologique misérable,* un tonique reconstituant, voilà ce que chacun sait; mais ce que l'on ne sait pas, c'est que parfois, chez les pauvres gens des pays palustres, il peut devenir un fébrifuge, et que toujours il est un préservatif de l'impaludation. J'acquis cette conviction de la manière suivante : A l'époque où s'exécutaient les travaux du souterrain qui, sur le chemin de fer du Centre, fait passer brusquement le voyageur des plaines arides de la Sologne aux prairies verdoyantes du

Berry, j'avais remarqué, non sans étonnement, que les ouvriers qui, le lendemain des jours de paye, s'oubliaient dans les cantines, buvant et s'enivrant jusqu'à perdre la raison et même le chemin de leurs gîtes, j'avais remarqué, dis-je, que ces ouvriers, qui, par leur état d'ivresse, se trouvaient dans les conditions les plus fâcheuses et les plus propres pour les exposer à l'impaludation (puisqu'ils passaient une partie du jour et la nuit tout entière couchés, sans abri, dans les champs, les bois et même les fossés, soumis, en un mot, à tous les éléments fébrifères), que ces ouvriers étaient plus souvent épargnés du fléau que ceux qui étaient plus sobres.

Depuis longtemps, il est vrai, on a dit, et chacun l'a répété, qu'il y a un Dieu pour les ivrognes. Mais un médecin physiologiste, avant d'admettre ce principe bien peu orthodoxe, voudra chercher une explication plus rationnelle et la trouvera dans la stupéfaction du système cérébro-spinal, qui est certes, quoi qu'on en dise, la seule partie impressionnable et le seul point de l'organisme sensible à l'agent délétère des pays paludéens.

A cette époque déjà éloignée, depuis lors aussi, j'ai vu ces faits renouvelés tant de fois, qu'il m'a fallu me rendre à l'évidence, et j'ai pu en tirer cette conclusion : que l'homme plongé dans l'ivresse, et mieux encore, jeté dans une excitation alcoolique, est moins impressionnable et résiste mieux à l'agent délétère des pays paludéens. A Dieu ne plaise que, par cette conclusion, je veuille proclamer et préconiser l'ivresse comme moyen préservatif infaillible contre la fièvre; non, mais de là encore il n'y avait qu'un pas pour s'assurer que le vin ingéré par de pauvres estomacs, à dose seulement excitante, possédait une action tonique et stimulante incroyable, et que, donné ainsi pendant plusieurs jours, il devenait non pas anti-périodique, mais préservatif. Quand parfois je manquais de quinine, et que le dénuement empêchait ces malheureux de s'en procurer, j'ai *suspendu* bien des fois, pendant plusieurs jours, les accès de fièvre, en leur faisant prendre, quelques heures avant l'accès, deux bols de vin chaud donnés à une demi-heure d'intervalle et rendus plus stimulants par l'addition d'un peu de cannelle et d'eau-de-vie.

Le vin, dans ces pays et chez ces habitants, devient un agent thérapeutique d'une puissance très-grande et d'une ressource précieuse, qu'on peut se procurer très-facilement et qui trouve à chaque pas son application.

Sans ferrugineux, on peut, rien qu'avec le vin, guérir promptement la chloro-anémie, si fréquente chez les jeunes filles de ces contrées; avec le vin, on abrége d'une manière surprenante la convalescence d'un grand nombre de maladies ; dans les affections chirurgicales, dans le pansement des plaies, presque toujours pâles, sanieuses et lentes à guérir, le vin, *intùs et extrà*, devient pour ainsi dire un baume souverain....

Pour ne pas dépasser les limites de cette note et abuser de l'attention qu'on peut m'accorder, je termine en disant encore une fois avec le spirituel auteur de la

Vinification : « Les boissons n'agissent pas seulement sur l'individu, elles réagissent encore sur les familles, sur les populations. »

Et si donc les babitants d'un pays à bière n'ont pas la vivacité d'esprit et la gaieté des habitants d'un pays à vin; si les habitants d'un pays à cidre n'ont pas la franchise des gens d'un pays vignoble, que doivent donc être les conditions psychologiques des pauvres gens qui ne boivent que de la mauvaise eau, et que ne doit-on pas faire pour leur donner (puisque un peu de vin, même médiocre, suffit) la franchise, la gaieté, la générosité, enfin la valeur du caractère français?

Mais, ainsi que vous l'avez si judicieusement observé, si le vin ou l'alcool ont une importance majeure, l'heure, l'instant pendant lequel on doit administrer ces diffusibles n'a pas une importance moindre si l'on veut rendre ce moyen actif; on peut même dire que c'est là que gît tout le succès de cette médication.

Aujourd'hui, je suis à l'œuvre, et après cette campagne, je veux dire à la fin de l'automne, je serai en mesure, je l'espère, de communiquer à l'excellent rédacteur en chef de l'Union médicale le résumé des observations que j'amasse, touchant l'action thérapeutique du vin et des spiritueux dans la fièvre palustre.

Sans préjuger encore tout ce que cette médication peut apporter de résultats heureux comme méthode abortive des accès de fièvre, j'ai tenu à vous dire, à vous, si apte à juger cette question, et qui avez bien voulu m'adresser quelques encouragements, que, dans ce grand problème de la prophylaxie de l'impaludation, où tout se lie et tout s'enchaîne, j'ai la conviction que les recherches étiologiques devront être certainement d'un puissant secours pour arriver à cette solution : *Fortifier l'homme contre les causes fébrifères, c'est en prévenir et en neutraliser les effets.*

Veuillez, cher et très-honoré confrère, agréer l'expression des meilleurs sentiments d'estime et de confraternité de votre tout dévoué.

D^r Éd. BURDEL.

Deuxième Lettre

Extrait d'une Lettre du docteur Jules Guyot

Paris-Batignolles, 5 septembre 1860.

A Monsieur le docteur Amédée Latour

Mon cher ami,

Vous avez dernièrement, dans l'UNION MÉDICALE, parlé de moi et de ma *viticulture* en termes dont je vous remercie et dont je suis très-reconnaissant; mais voilà que votre article en a suscité un autre de notre confrère, le docteur Édouard Burdel, et, cette fois, je n'ai pas à remercier pour mon compte seulement, c'est plus encore au nom du progrès de notre art et au nom de l'humanité que j'exprime toute ma gratitude à l'auteur de l'article intitulé : *Du Vin et de la Viticulture en Sologne.*

Le docteur Edouard Burdel a fait preuve d'un grand esprit d'observation en constatant les effets hygiéniques et presque thérapeutiques de l'usage du vin dans la chloro-anémie et l'intoxication palustre : il a fait preuve d'une philanthropie et d'une philosophie médicale hippocratique, en demandant qu'on encourage la culture des vignes en Sologne, *autour de chaque ferme, autour de chaque petit village;* si son vœu se réalise, *la misère, l'étiolement et les fièvres disparaîtront de cette contrée,* comme elles disparaîtraient des Landes, par l'usage du vin récolté dans le pays.

.   .   .   .

Le vin est bon, comme le dit fort bien notre confrère, *intus et extra,* pour les lymphatiques, les chloro-anémiques, pour les gens épuisés par les fatigues ou les maladies, autant que par l'âge : on a trop oublié les vertus du vin, en lavages, en topiques, en injections, en potions médicamenteuses; la trempée au vin sucré, offerte aux accouchées, n'est point un usage barbare (il préviendrait peut-être bien des fièvres puerpérales), le bol de vin chaud contre le refroidissement et les enrouements subits est souvent fort efficace, la limonade vineuse ne le cède à aucune autre limonade; les injections au vin chaud dans la tunique vaginale ont été longtemps le seul moyen connu de guérir l'hydrocèle, les injections au gros vin rouge de Roussillon sont les meilleures dans les flueurs blanches et certaines affections de l'utérus; enfin, à mes yeux, un grand nombre de vins médicamenteux et de teintures officinales ne tirent leur vertu que du véhicule spiritueux. . . . .

. . . .

En engageant mes confrères à poursuivre les applications thérapeutiques des boissons vineuses et spiritueuses, fondées sur leurs effets physiologiques bien connus et sur de nombreuses observations publiées dans le courant des vingt dernières années, j'appellerai leur attention sur des faits précis qui me sont personnels, et qui, s'ils étaient confirmés, ne seraient pas sans importance dans la thérapeutique des fièvres : ces faits rentrent, d'ailleurs, dans les effets prophylactiques du vin à l'égard des fièvres signalées par le docteur Edouard Burdel.

Les fièvres intermittentes quotidiennes, tierces ou quartes, qu'elles soient simples ou compliquées, bénignes ou pernicieuses, chroniques, aiguës ou foudroyantes, résultent toutes d'une intoxication atmosphérique, soit palustre, soit pestilentielle, jetant le trouble et le désordre dans les fonctions du système nerveux de la vie organique plus encore que dans celui de la vie de relation, mais agissant certainement sur l'ensemble du système nerveux. . . . .

La connaissance parfaite ou du moins très-rapprochée du moment de la déclaration d'un accès est une des conditions les plus essentielles du succès des antipériodiques, car c'est à la coïncidence de la modification que ces médicaments impriment à l'action du système nerveux, avec la modification différente ou opposée que va lui faire subir la maladie, qu'est due la suppression de l'accès. Ainsi le sulfate de quinine, pris en pilules, fait sentir son action six à huit heures après son ingestion dans l'estomac; c'est donc six à huit heures avant l'accès qu'il faut l'administrer. Le café pris en potion produit sa stimulation maximum deux ou trois heures après son absorption; c'est donc deux ou trois heures avant l'accès qu'il faut le prescrire, sous peine de voir manquer l'effet qu'on en attend. Tout antipériodique donné trop tôt ou trop tard, relativement à l'invasion de l'accès, est à peu près inutile quand il n'est pas nuisible. On peut gorger un fébricitant de sulfate de quinine ou de café sans pouvoir triompher de la fièvre.

Il n'en est plus de même du vin spiritueux et de l'alcool potable, qui sont absorbés avec une rapidité électrique et produisent un effet presque instantané. C'est ce que j'observai en 1849 et 1854, à l'époque des invasions cholériques, car je compare le choléra à un violent accès de fièvre pernicieuse. A cette époque, l'alcool potable ou le vin alcoolisé, véritable réactif de la première période de l'accès cholérique déclaré, ne nous fit jamais défaut au début de la période algide, et réussit à tous ceux de nos confrères qui l'employèrent courageusement, et firent suivre son emploi d'un régime tonique et analeptique. L'eau-de-vie et le vin chaud sont les meilleurs de tous les réactifs dans ces conditions, ils suffisent non-seulement à faire disparaître les frissons, les vomissements, la dysenterie et les crampes cholériques au début de leur explosion, mais, en faisant disparaître le premier acte de l'accès, ils suppriment souvent encore l'accès tout entier, comme si la deuxième et la troisième période n'étaient qu'une conséquence de la première.

Aucune théorie, aucun système, aucun rationalisme ne peuvent prévaloir contre ce fait, et aucun discours ni aucun écrit n'en détruira la réalité et n'en détruira l'importance.

En voyant ainsi disparaître le frisson en quelques minutes, sous l'influence de boissons alcooliques, je songeai naturellement au frisson des fièvres intermittentes et au frisson qui marque le début des fièvres graves, et je me demandai si le même moyen ne ferait pas disparaître et ne préviendrait pas ainsi le développement de la maladie tout entière.

Au printemps de 1855, mon chef d'attelage, homme intelligent, actif et robuste, fut repris d'une fièvre intermittente tierce qu'il avait déjà eue au printemps et à l'automne précédents; je laissai régler la fièvre par deux accès, malgré les prières du malade pour lequel la période de frisson était un état convulsif redouté, et au début du troisième accès, au moment où le tremblement algide était le plus prononcé, je lui administrai deux petits verres de rhum à 55°. Comme cela arrivait souvent dans le choléra, le malade fut surpris, *retourné*, suivant son expression, et il s'enfouit, en s'agitant, sous sa couverture : j'aurais été fort inquiet si je n'avais vu déjà cette petite crise se produire; mais, au bout de cinq minutes, il sortit la tête, pour me dire qu'il se réchauffait et qu'il se trouvait bien; je lui donnai un troisième petit verre de rhum, et, une demi-heure après, le malade était habillé et se promenait au soleil : l'accès de fièvre ne revint pas cette fois et ne revint plus. J'agis de même sur un nommé Guenelon, aubergiste à Sillery, puis sur une fille de basse-cour, et enfin sur un Belge, nommé Chapelot, chef de mes terrassiers : dans ces trois cas, le succès fut aussi net et aussi favorable que dans le premier, excepté pour Chapelot qui fut pris, deux jours après, d'un nouvel accès, qu'il me dit avoir guéri lui-même, en prenant deux petits verres d'eau-de-vie à la cantine, lorsqu'il sentit venir le frisson.   .   .

.   .   .   .

(Suivent plusieurs autres cas, dont les résultats furent analogues.).   .   .   .   .

.   .   .   .

Je livre ces faits à l'attention de mes confrères, et je les livre sans prétention et dans toute leur simplicité, tels que je les ai vus, tels que je les connais : s'ils sont confirmés, ils étendront, j'espère, les limites de l'action médicale, et lui ouvriront des voies nouvelles dans toutes les maladies qui débutent par un violent frisson et dans toutes celles qui pourraient être considérées comme l'extension indéfinie d'un accès de fièvre d'intoxication.

Vous voyez, mon cher ami, qu'à mes yeux, le docteur Édouard Burdel a eu cent fois raison de reconnaître dans l'usage du vin un moyen prophylactique de l'infection

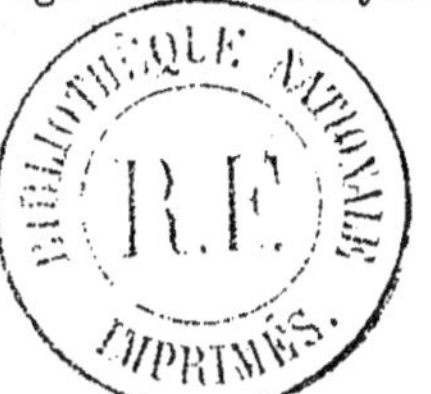

palustre, et presque un moyen curatif des fièvres qu'elle engendre ; aussi, je le prie instamment de continuer et d'étendre l'étude de ces excellents points de vue, en joignant à l'emploi du vin celui des spiritueux dans le traitement des fièvres.

Docteur Jules GUYOT.

Vierzon, 2 août 1877.

Malgré toute la sympathique affection que nous portions à Jules Guyot, à son talent et à son caractère, nous devons à la vérité de dire que notre bien cher confrère, un peu enthousiasmé de sa nature pour tout ce qui lui semblait beau et bon, avait trop présumé des faits qu'il avait observés. Il était d'autant plus excusable de s'être laissé entraîner, que les faits semblaient donner raison à sa séduisante théorie. Si Jules Guyot, qui ne faisait plus à cette époque que de la médecine humanitaire, avait exercé en praticien, c'est-à-dire en observant des cas nombreux, il n'eût pas tardé à s'apercevoir qu'il se faisait illusion, et qu'il ne faut demander au vin et aux alcooliques que ce qu'ils peuvent et doivent donner.

Nous qui avons observé dans un vaste champ, nous avons vu que le vin et les alcooliques peuvent, en effet, supprimer et refouler un accès au début et surtout au moment où il va apparaître ; que sous ce rapport ils pouvaient rendre de grands et immenses services. Ainsi que nous l'avons dit, avoir supprimé ou suspendu un accès n'est pas suffisant, du moins dans les fièvres telluriques simples ou pernicieuses ; c'est du temps de gagné et c'est déjà beaucoup, mais à des affections qui ont un cachet spécifique comme les fièvres telluriques, il faut, si l'on veut s'en rendre maître, plus que de l'alcool et du vin, il faut le remède héroïque et spécifique, c'est-à-dire la quinine, sans laquelle, on peut, il est vrai, lutter plus ou moins longtemps, mais sans laquelle on succombera. C'est un fait irrécusable, que trente-cinq années de pratique médicale m'ont appris et que je ne saurais taire. Je pourrais m'appuyer sur l'observation et l'expérience si autorisée de mon excellent et savant confrère, le docteur Hérard, qui, dans son service à l'Hôtel-Dieu de Paris, a eu des succès au moins égaux à ceux que rapporte Jules Guyot, mais qui bientôt se convainquit que, si les alcools suspendent ou modifient le rhythme de la vraie fièvre tellurique, ils ne la font pas disparaître complétement.

Ainsi, avec les vins spiritueux et les alcools, on peut assurément avec eux seuls, lorsqu'on se trouve à l'improviste en face d'un accès de fièvre, simple ou grave, et si l'on n'a à sa disposition aucun autre agent thérapeutique, on peut, disons-nous, *souvent* réussir à réprimer un accès, à le *guérir même quelquefois*, mais, *le plus souvent*, on ne réussit qu'à *le supprimer* ou l'éloigner pour un temps indéterminé, après quoi, il faut recourir au spécifique; mais ce temps gagné est d'autant plus précieux que, dans les accès graves et pernicieux, ils sont *courts, très-courts.*

Le vin et les spiritueux ne sont pas seulement utiles, ainsi que nous venons de le dire, pour suspendre et refouler un accès; ces boissons, disons-le, sont encore utiles pour administrer la quinine; grâce *à ces facteurs rapides,* on peut souvent, lorsque le temps presse, conjurer un danger imminent, en faisant dissoudre le sel alcaloïde dans un de ces véhicules; c'est ainsi que nous administrons la quinine dans les accès pernicieux, et que nous la faisons absorber d'une manière encore plus rapide, lorsque nous l'injectons sous la peau, mélangée à une liqueur alcoolique. Que de fièvres pernicieuses, foudroyantes et mortelles nous avons pu conjurer par ce moyen ! Ajoutons encore que l'alcool et les vins sont surtout indispensables, après l'administration du spécifique, alors même qu'on semble avoir neutralisé complète- ment le poison. C'est là que le vin devient une ressource des plus précieuses, car, dans une intoxication tellurique, que les accès aient été simples ou graves, courts ou longs, rares ou multipliés, ils laissent souvent, et longtemps après eux, une anémie des plus profondes, que vingt-quatre et même douze heures seulement ont suffi à produire, anémie qui va parfois jusqu'à produire l'état exsangue, *la leucocythémie.*

Si donc les alcools ne peuvent suppléer à la quinine, disons qu'avec les vins, ils sont, dans tous les pays, entre les mains des praticiens observateurs et sérieux, un auxiliaire des plus puissants.

Dr Edouard BURDEL.

Troisième Lettre

Lettre au docteur Jules Guyot

« Le vin n'est surpassé par aucun produit naturel ou factice comme moyen de réconfortation. Quand les forces de la vie sont épuisées, il corrige et compense les effets des perturbations de l'économie, à laquelle il sert même de préservatif contre les troubles passagers causés par la nature inorganique. »

LIEBIG. (*Lettres sur la chimie.*)

Vierzon, 27 septembre 1860.

A Monsieur le docteur Jules Guyot

Très-honoré confrère,

Votre lettre sur l'emploi de l'alcool, comme méthode abortive des fièvres d'accès, stimule mon courage, non pas tant pour la bienveillance avec laquelle vous excitez mes efforts dans cette grande étude clinique des fièvres qui désolent la Sologne et dans d'autres pays, que parce que je me trouve sur le même terrain que vous, heureux de chercher la même solution thérapeutique.

En vous trouvant à mes côtés, je sens, je l'avoue, mon esprit perdre de sa timidité et mes forces s'accroître. C'est parce que j'ai la conviction intime que le vin introduit par la viticulture dans la classe ouvrière des pays paludéens doit augmenter chez eux les forces vitales, à chaque instant en désarroi, et régénérer cette population maladive et souffrante, que j'ai été heureux de m'appuyer de votre expérience pour affirmer qu'avec la vigne et ses produits, on transformera les habitants de ces tristes contrées, et que cette conquête, toute de paix, sera une des pages les plus glorieuses pour le chef de l'État qui voudra bien encourager cette culture.

Permettez-moi donc de vous dire, très-honoré confrère, combien j'ai pris plaisir à voir sortir de votre plume si autorisée certaines vérités, qui deviennent plus frappantes encore lorsqu'elles sont relevées par une logique aussi vigoureuse que la vôtre, quoique quelques-unes se fassent jour déjà.

Si vous voulez bien m'y autoriser, quelques mots, je vous prie, sur ce sujet :

Une des vérités cliniques que vous émettez est celle-ci : *La fièvre palustre n'est bien véritablement qu'une perturbation du système nerveux de la vie organique.* Il en est peu aujourd'hui qui ne reconnaissent cette vérité, mais on se demande le pourquoi de cette perturbation intermittente?

Il me semble qu'il est facile de se rendre compte de cette intermittence, si l'on veut considérer le système organique, qui se trouve lésé; l'influx nerveux qui préside aux fonctions de la vie organique ou d'assimilation possède véritablement, dans son courant, un mouvement de flux et de reflux qu'il communique aux organes eux-mêmes; sorte de marée fonctionnelle montante et descendante indispensable à ces organes et à leurs fonctions, où, après quelques heures de travail, règne un repos limité, auquel succèdent alternativement et continuellement l'activité et le repos.

La fonction d'assimilation étant intermittente dans sa vie normale, devrait l'être aussi, à un bien plus haut degré, dans sa vie troublée, alors que les propriétés vitales tendent sans cesse à réparer le désordre qui a été produit et à conserver la vie.

Voilà, selon moi, tout le secret qui caractérise cette *névrose palustre*, mais encore pourquoi toute lésion superficielle ou profonde, de quelque nature qu'elle soit, frappant un ou plusieurs de ces organes, prend aussitôt le caractère de l'intermittence. C'est ce que nous voyons dans le cathétérisme prolongé de la vessie; c'est ce que l'on voit encore dans certaines opérations pratiquées dans l'utérus, et ce qui se produit quelquefois aussi par la présence d'un gravier ou d'un calcul dans la vessie, les reins ou les uretères.

Plus cette perturbation est grave et profonde, moins l'intermittence, c'est-à-dire le repos de l'organisme, est marquée; et, par contre, moins la perturbation est grave, plus l'intermittence est prolongée.

Le choléra, ainsi que vous le dites si bien, est une fièvre pernicieuse des plus violentes dont la période algide a atteint le summum d'intensité, et dans laquelle l'intermittence est rare.

Dans la fièvre pernicieuse, les accès sont extrêmement rapprochés, c'est-à-dire que l'intermittence a une durée excessivement courte; très-courte au premier accès, lorsqu'il n'emporte pas le malade, encore plus courte au second et insaisissable au troisième. L'intermittence, dans cette perturbation du fluide vital, semble être comme un rhythme dont les mesures sont plus précipitées ou plus lentes, en raison directe de cette perturbation.

Ainsi, dans la fièvre quotidienne, l'apyrexie ou l'intermittence, au début surtout, n'est que d'une ou deux heures; aussi est-elle plus grave que la fièvre tierce, dont l'apyrexie est de douze à vingt-quatre heures; et celle-ci plus que la fièvre quarte, dont l'intermittence a une durée de quarante-huit heures et plus. Ce n'est que très-rarement que la fièvre intermittente affecte le type quarte d'emblée, et doit-on la considérer avec raison comme une fièvre palustre passée à l'état chronique, car, en même temps que l'intermittence est longue, la période pyrétique est-elle calme et presque indolente.

Une autre vérité que vous avez émise, quoique d'une manière moins affirmative, m'a fait dresser l'oreille et prêter toute mon attention, à moi, qui fais de cette vérité, que d'autres appellent peut-être une chimère, l'objet d'une étude sérieuse; je veux parler de la *sidération paludéenne*, mot que vous avez employé pour exprimer la cause fébrigène qui frappe l'organisme.

Est-il aussi indifférent que quelques-uns le pensent de savoir si cette cause consiste en des miasmes ou détritus invisibles infectant l'organisme, ou si c'est, ainsi que je l'ai annoncé, un fluide *telluro-atmosphérique* accompagné de troubles hygrométriques de l'air frappant le système cérébro-spinal par sidération?

L'étiologie, a dit M. Cl. Bernard (peut-être en de meilleurs termes), c'est-à-dire la connaissance de la cause morbifère, est un des guides les plus sûrs pour conduire le praticien et le mettre à même de trouver le meilleur agent thérapeutique. On n'est jamais, en effet, si près de vaincre un ennemi que lorsqu'on est arrivé à connaître sa force, sa nature et ses habitudes. Nos armes contre la fièvre ne seront donc jamais si puissantes que le jour où nous serons arrivés à connaître d'abord la véritable cause fébrigène, sa nature, son essence, et enfin le point de l'organisme qui est frappé, ainsi que le mode de lésion et les troubles qui en sont les conséquences.

On s'épuise vainement à chercher des succédanés au quinquina et à ses principes immédiats, et on cherchera longtemps encore; pourquoi cela?

Parce que l'on s'obstine à voir, dans la cause fébrigène, un poison, et que l'on cherche à ce poison un antidote. Le quinquina n'est pas un contre-poison, ce n'est qu'un tonique névrosthénique par excellence, et sa supériorité sur tous les autres tient à ce que le stimulus qu'il communique à l'arbre nerveux a une durée plus longue et plus soutenue que ceux qu'on lui a opposés jusqu'à aujourd'hui.

Vous l'avez compris, vous, ingénieux et savant confrère, le jour où vous avez prescrit à votre malade les deux petits verres de rhum qui ont agi comme spécifique de la fièvre, et où vous lui avez donné à choisir entre le quinquina, le café et l'alcool, lui indiquant d'avance la durée de temps qui lui restait encore pour que chacune de ces substances pût impressionner le système nerveux, juste au moment précis. J'ai eu le bonheur de le comprendre aussi en voyant mes ivrognes rester indemnes de la fièvre, lorsqu'ils se trouvaient en débauche au jour et à l'heure de l'accès, et aussi en voyant mes pauvres Solognots, dénués de tout, guérir rapidement sous l'influence de bols de vin chaud, pris au moment où la période algide s'annonçait. Le vin chaud, avec addition de cannelle, n'a-t-il pas eu la même puissance, sur ces pauvres estomacs délabrés, que les deux petits verres de rhum sur vos citadins? Enfin, l'alcool potable et le vin chaud sont-ils donc des contre-poisons, ou bien n'agissent-ils qu'en exaltant les forces vitales, en vertu des propriétés toniques et diffusibles qu'ils possèdent.

Si nous jetons un coup d'œil sur l'action de l'eau froide, employée par la méthode hydrothérapique, nous verrons encore là un agent névrosthénique très-puissant, stimulant d'une autre façon, il est vrai, le système nerveux, exaltant les propriétés vitales, mais guérissant admirablement les fièvres les plus rebelles. Je ne fais qu'un reproche à ce mode de traitement, c'est d'être impossible dans la pratique rurale.

Dans le service que je dirige à l'hospice de Vierzon, j'ai fait avorter plusieurs accès de fièvre en employant les inhalations d'éther et de chloroforme; mais le moyen est encore plus impraticable que l'hydrothérapie. J'en ai fait avorter et en ai suspendu quelques autres par l'électricité. Enfin, tous ces moyens et cent autres qui sont prônés, préconisés, vantés, depuis le plus rationnel jusqu'au plus empirique et au plus absurde, que font-ils, si ce n'est agir tous plus ou moins directement sur le système cérébro-spinal, le surprendre, le réveiller, le secouer, l'exalter, et faire en sorte qu'il communique cette exaltation momentanée aux fonctions organiques troublées secondairement par la sidération paludéenne? N'est-ce pas là le cavalier relevant vigoureusement, de la main et de l'éperon, le cheval qui va s'affaisser et s'écrouler sous lui? Mais pardon, je m'aperçois que moi-même j'aurais besoin, non pas de l'éperon, mais d'un frein peut-être, car je me laisse aller à une digression qui peut fatiguer votre attention, lorsque je ne voulais que parler de l'action des spiritueux dans la fièvre paludéenne. Depuis le jour où il m'a été donné d'observer l'action des alcooliques comme moyen prophylactique et curatif de la fièvre palustre, j'ai eu, des centaines de fois, l'occasion d'en faire l'application; mais j'avoue que ce n'a été que rarement, lorsque je me trouvais, par exemple, en présence de pauvres paysans indigents, dénués de tout et n'ayant à employer, comme moyen abortif, qu'un peu de vin que j'envoyais chercher dans la plus prochaine auberge du village. *Comme moyen préventif, je l'emploie tous les jours.*

Vous le savez mieux que personne, vous, cher et honoré confrère, quoi que vous fassiez pour décliner votre titre de praticien, on ne peut jamais se permettre d'avance d'opposer tel traitement à telle maladie. L'imprévu qui surgit à l'examen du malade, le caractère de la maladie et du malade lui-même, son état social, moral, intellectuel, son humeur, ses goûts, ses répugnances et mille autres choses encore, viendront modifier la thérapeutique que vous vous étiez promis d'opposer.

Dans tous les pays palustres, couper la fièvre, c'est-à-dire en suspendre les accès, n'est pas la chose la plus difficile; rien n'est plus facile, au contraire : le malade et l'organisme, chacun s'y prête volontiers. Mais ce qui fait le désespoir du malade, et plus encore du praticien, ce sont les récidives, c'est la réapparition, après huit, quinze jours, trois semaines, de ces accès que vous aviez fait disparaître. Et tel malade qui en a subi les accès au mois d'août, se trouve encore, après quatre, six, huit et même dix récidives, atteint de fièvre quarte au mois de février de l'année suivante. Voilà ce qui décourage le malade et le médecin; le malade, parce qu'il sent sa confiance s'affaiblir dans les médicaments et dans le médecin; le médecin, parce qu'en même temps que la maladie devient rebelle, il voit le malade douter de son savoir, douter des médicaments, et plus encore, parce qu'il s'aperçoit que (dans les classes ouvrières) la bourse s'affaiblit en même temps que la confiance.

Eh bien! c'est contre ces récidives, si rebelles, si fâcheuses, que j'emploie aujourd'hui avec succès les stimulants diffusibles, et que j'ai su trouver en eux, bien souvent, des auxiliaires puissants pour prévenir le retour des accès et économiser la bourse des pauvres artisans.

Un grand nombre de vins médicamenteux et de teintures officinales, avez-vous dit avec raison, ne tirent leur vertu que du véhicule spiritueux. Rien n'est plus vrai, et j'ajoute que plus le véhicule est spiritueux, plus grande est sa vertu. C'est ce dont j'ai pu m'assurer maintes fois, en comparant l'action stimulante des vins de quinquina qui se trouvent chez les pharmaciens avec ceux que l'ouvrier compose lui-même avec les pauvres vins qu'il peut se procurer et la liqueur éminemment tonique que je lui fais préparer, en faisant macérer tout simplement soit du quinquina, de la gentiane ou de la centaurée dans du *trois-six* ou de l'eau-de-vie, et lui faisant prendre, suivant les cas, cette infusion tantôt pure, tantôt mélangée avec moitié de vin. Voilà la liqueur tonique que je donne à mes pauvres.

Dr Edouard BURDEL.

Quatrième Lettre

DU DEGRÉ D'ACTION DU VIN ET DE L'ALCOOL DANS LE TRAITEMENT DES FIÈVRES INTERMITTENTES

> « Quand on cherche à se rendre compte du rôle du vin dans la nutrition, on reconnaît d'abord l'importance de l'association de l'alcool avec le tannin et les matières colorantes, qui raniment l'énergie des fonctions digestives. »
>
> BOUCHARDAT. (*Conférences.*)

Vierzon, 7 février 1862.

A Monsieur le docteur Amédée Latour

Monsieur et bien cher confrère,

Vous aviez raison d'appeler la sérieuse attention de vos lecteurs sur la lettre de M. le docteur Bertet touchant le traitement des fièvres palustres par le sulfate acide de quinine. Cette lettre intéressante n'a certainement échappé à aucun de vos lecteurs, car déjà elle nous a valu la savante communication de M. Isnard qui a trouvé, non sans raison peut-être, que notre confrère relègue l'arsenic sur un plan bien éloigné. Si vous voulez bien le permettre, je profiterai de l'actualité de cette question pour vous donner le résultat de mes observations sur l'action de l'alcool potable dans le traitement des fièvres intermittentes.

Loin de moi l'intention de critiquer en quoi que ce soit l'excellent jugement et la sage pratique exprimés dans la lettre de notre savant confrère de Libourne, je suis trop de son avis pour cela, et la preuve, c'est qu'à la date du 28 décembre dernier, ainsi que vous pourrez le voir bientôt dans le *Bulletin de l'Académie de médecine de Belgique*, je présentais à cette savante compagnie la troisième partie d'un mémoire intitulé : *Hygiène, prophylaxie et traitement des fièvres palustres*, travail dans lequel je m'exprimais ainsi :

« Chaque fois que je l'ai pu (avec toute la délicatesse possible et sans préjudice pour mes malades), je me suis fait une obligation d'expérimenter un grand nombre de ces médicaments dits succédanés du quinquina ; et s'il m'était permis de formuler une opinion personnelle, opinion, du reste, que je ne me déterminerais à donner qu'après une expérience longtemps mûrie, je dirais :...... Que tout praticien consciencieux devant abréger autant qu'il est en son pouvoir la durée de la maladie de son client, doit, avant tout, recourir aux médicaments reconnus héroïques, et n'employer les autres qu'autant qu'il serait dépourvu des premiers ou que ceux-ci auraient déjà échoué. Et ce devoir sera plus grand encore si le malade appartient à la classe ouvrière, pour laquelle chaque jour de maladie est un jour de chômage, un jour d'attente cruelle pour la famille.

« On peut, il est vrai, couper la fièvre avec une foule de médicaments et agents thérapeutiques inscrits dans les formulaires et même avec ceux que l'empirisme indique chaque jour; mais quelle certitude a-t-on avec ces moyens? et combien de fois sur cent manquent-ils leur effet?..... »

Voilà ce que je disais, cher rédacteur, en parlant de la valeur des succédanés du quinquina, et voilà ce que je me plais à répéter aujourd'hui avec mon honorable confrère M. Bertet. Avec lui et avec tout le monde, je dis : Le sulfate de quinine est le roi des fébrifuges, et longtemps encore il régnera en suzerain. Ce qui n'empêche pas tout le monde aussi de lui chercher, je ne dirai pas un succédané, car ceci me paraît presque impossible, mais au moins un auxiliaire et un suppléant pour l'imprévu....

. . . .

En vantant l'action du vin comme moyen prophylactique de l'influence météorologique palustre pour les pauvres ouvriers de nos campagnes, je n'avais certes pas la ridicule prétention de me faire une place parmi ces chercheurs et encore moins de vouloir détrôner le principe immédiat de l'écorce du Pérou, dont je reconnais trop la souveraine puissance. J'avais en cela d'autres vues.

C'est, si vous voulez bien vous le rappeler, à propos de l'ouvrage sur la viticulture, publié par notre savant confrère, M. le docteur J. Guyot, que j'indiquai combien, depuis longtemps, j'avais reconnu que le vin était précieux chez les classes pauvres de la Sologne, quelle ressource immense il offrait au praticien de ces contrées, et que s'il n'était dans plusieurs cas un moyen curatif certain des fièvres palustres, il devait être regardé à coup sûr comme un moyen prophylactique des plus puissants pour amener la guérison des fièvres et en prévenir les récidives. Ayant appelé déjà, mais avec une voix trop faible sans doute pour être entendue, l'attention du gouvernement sur la propagation et l'encouragement de la viticulture en Sologne, je me sentais heureux de me voir soutenu par une parole aussi autorisée et aussi compétente que celle de notre excellent confrère.

En disant que le vin m'avait rendu parfois de véritables services, comme fébrifuge, dans cette classe de pauvres gens, dont la plupart ne boivent guère du vin que quatre ou cinq fois l'an, je ne voulais envisager cette question qu'au point de vue de l'hygiène et de la prophylaxie générale, comme moyen destiné à régénérer une population languissante, misérable, et propre aussi à enrichir un pays situé pour ainsi dire aux portes de Paris, à deux heures seulement de la capitale, et qui occupe sur la carte de France une surface qui n'est pas moindre de 450,000 hectares.

C'est alors que M. J. Guyot vint rappeler aux lecteurs de l'UNION MÉDICALE, qu'il avait depuis longtemps indiqué et préconisé la propriété de l'alcool potable comme moyen prophylactique du choléra et de toute action météorologique pernicieuse, et même qu'il l'avait administré avec quelque succès contre des fièvres intermittentes rebelles. Fort de ces observations venant d'un praticien aussi distingué, je me promis de me remettre à l'œuvre aussitôt que je le pourrais, afin de m'assurer jusqu'à quel point l'on devait compter sur cet agent thérapeutique, si innocent et si facilement à la portée de la bourse la plus mince.

Je dus bien des fois surseoir à mon désir d'expérimenter ce fébrifuge, car les deux années qui viennent de s'écouler furent, par leur constitution météorologique, des plus heureuses pour les pauvres habitants des pays palustres. L'été et l'automne de 1860 furent, on se le rappelle, excessivement humides et froids, les fruits ne parvinrent pas à leur maturité; on se couvrit d'habits d'hiver toute l'année, et le soleil s'obstina à se cacher d'une manière permanente derrière les nuages chargés de pluie.

L'année 1861 fut au contraire d'une sécheresse, d'une aridité remarquables; dans toute la surface, le sol et le sous-sol étaient desséchés, les étangs, les lacs et les flaques d'eau étaient presque tous atterris, leurs lits n'étaient plus composés que de vases à demi-desséchées; et cependant le miasme paludéen ne se montrait pas. Dans les deux cas, l'influence tellurique palustre fut nulle, et je pense en avoir expliqué la cause dans les trois parties de mon mémoire.

Je n'ai donc trouvé depuis lors que de rares occasions d'expérimenter ce moyen thérapeutique, et je n'ai pu m'assurer comme je l'aurais voulu et d'une manière assez précise de sa valeur fébrifuge. Cependant, si rares qu'aient été les occasions, j'ai pu, pendant ces deux dernières années, administrer tantôt le vin, tantôt l'alcool potable à 63 fiévreux. Et voici, quant à présent, les résultats auxquels je suis parvenu, et quelles conclusions je crois pouvoir en tirer :

1º Évidemment avec l'alcool potable ou le vin chaud alcoolisé, on peut arrêter et suspendre les accès de fièvres palustres, légitimes, aussi rapidement quelquefois qu'avec le sulfate acide de quinine, mais les récidives sont plus fréquentes et surtout plus promptes qu'avec cet alcaloïde.

Ainsi sur 63 observations :

    9 fois la fièvre ne fut que suspendue;
    10 fois la récidive eut lieu après le cinquième jour;
    11 fois après le neuvième;
    17 fois après le quatorzième;
Et 16 fois la guérison a été définitive et d'emblée.

Ce résultat n'est certainement pas assez satisfaisant pour que dès maintenant on place cet agent thérapeutique sur le même rang que la quinine et l'arsenic. Cependant je dois faire observer que la fréquence et la rapidité des récidives ont souvent été dues à la manière inexacte et inintelligente avec laquelle ce traitement a été suivi, car un des points les plus essentiels pour en assurer le succès est de donner la liqueur à dose et à temps convenables.

Les accès ayant presque toujours tendance, sous l'influence des premières doses de ce traitement, à subir du retard ou de l'avancement, il est important de suivre attentivement les changements qui s'opèrent dans l'apparition des accès, afin d'avancer ou de retarder l'administration de la liqueur.

2° Les récidives survenant après l'administration du sulfate acide de quinine, sont moins fréquentes et moins rapides. J'ai voulu établir la comparaison, et voici ce que j'ai trouvé sur un nombre égal de cas :

      11 fois la récidive eut lieu après sept jours ;

       8 fois après le quinzième jour ;

      15 fois après la troisième semaine ;

       7 fois après la quatrième semaine ;

Et 22 fois la guérison fut définitive et d'emblée.

Là encore je crois devoir attribuer un grand nombre de récidives à l'inintelligence des malades, à leur répugnance à prendre le sulfate de quinine, malgré tous les soins que j'apporte souvent à le déguiser, car rien n'est plus commun que de retrouver chez eux la moitié ou le tiers du médicament encore intact; parce que, la fièvre étant coupée, ils se croient dispensés de continuer la médication.

La différence des résultats obtenus par l'action fébrifuge des alcooliques comparés aux résultats obtenus par les préparations de quinquina sont notables, on le comprend.

D'une part, on sait que les propriétés excitantes de l'alcool se développent avec une grande rapidité, mais que le stimulus produit n'a qu'une durée très-limitée, variant suivant les individus entre une heure et cinq heures. Le vin et l'alcool, semblables dans leur action au feu de paille qui flamboie vivement d'abord, et s'éteint rapidement ensuite, n'ont comme lui qu'une très-courte durée dont il faut savoir tirer parti.

Tandis qu'en outre des propriétés spécifiques des préparations quiniques, que je suis loin de nier, leur action tonique et névrosthénique, si elle est moins rapide, se maintient bien plus longtemps et pendant une durée égalant au moins quatre fois celle où agit l'alcool seul.

De même que le quinquina développe une véritable fièvre quinique qui vient susciter dans l'organisme une force de résistance factice, de même aussi le vin et l'alcool développent une véritable fièvre alcoolique dont les effets et le but sont les mêmes. Toute la différence, je le répète, est que la fièvre quinique a une durée plus longue que la fièvre alcoolique, et que l'action de la quinine a une précision et une certitude d'effet plus grandes que celles de l'alcool.

J'ai cru devoir tirer un parti de cette action rapide de l'alcool dans l'organisme, en mélangeant tantôt dans du vin blanc, tantôt dans du rhum ou de l'eau-de-vie, le sulfate de quinine préalablement dissous dans une quantité suffisante d'acide sulfurique. Ce mode de préparation est d'une ressource immense lorsqu'il s'agit de combattre une fièvre pernicieuse et qu'il ne reste qu'un temps très-limité pour agir.

Parce que le vin et l'alcool, ai-je dit encore (*loc. cit.*), peuvent arrêter et suspendre des accès de fièvre, il ne faut pas croire qu'ils doivent être indifféremment employés comme succédanés du sulfate de quinine, non ; et qui voudrait agir d'après un tel principe se ferait de grandes illusions et se préparerait bien des mécomptes.

Dans une fièvre palustre récente qui surgit et se développe avec une certaine acuité, alors que le type qu'elle doit affecter n'est pas encore marqué, je dis qu'il y aurait témérité à vouloir, de prime-abord, employer le vin et l'alcool, il faut, avant tout, se prémunir contre la tendance pernicieuse et administrer sans hésiter le sulfate de quinine de préférence à tout autre médicament : je dis plus, je dis que le temps devant être considéré comme le capital le plus précieux de l'ouvrier, on serait coupable de ne pas commencer toute médication fébrifuge par le remède reconnu comme le plus héroïque et le plus certain.

Mais n'arrive-t-il pas souvent, ainsi que chacun a pu le constater, que le sulfate de quinine lui-même, par une cause ou par une autre, reste impuissant; que la fièvre, coupée d'abord une ou plusieurs fois, reparaît encore ; que la patience du malade poussée à bout, et sa bourse épuisée surtout, ne lui permettent plus de faire usage de la quinine ni de s'en procurer? On dit que, pour trois ou quatre francs de sulfate de quinine, on va couper la fièvre; oui, cela est vrai, mais la synergie vitale, détruite sous l'influence des premiers accès, ne sera pas établie par cette première médication. Et par la moindre des causes occasionnelles que j'ai signalées, la fièvre reparaîtra après quelques jours; alors nécessité de recourir de nouveau au médicament, qui suspend encore les accès, mais ne prévient pas les récidives ; enfin, après trois ou quatre tentatives semblables, et surtout après avoir dépensé une quinzaine de francs, somme énorme pour le pauvre journalier de nos campagnes, le malade découragé, affaibli et atteint quelquefois de cachexie paludéenne, rejette tout le blâme sur le médicament, l'accuse d'impuissance et le regarde comme auteur des troubles fonctionnels dont il est atteint; c'est à lui qu'il doit sa bouffissure, c'est à lui qu'il attribue son anémie, le ballonnement de son ventre, les douleurs d'estomac qu'il ressent, etc. Et, après cela, faut-il s'étonner qu'il se jette dans les remèdes empiriques les plus extravagants dont fourmillent les pharmacopées populaires?

En attendant que de nouvelles études, que je crois utiles et indispensables, soient entreprises pour éclairer cette question, je veux, afin que l'on ne se méprenne ni sur mes intentions, ni sur mes conclusions, me résumer ainsi :

Le sulfate acide de quinine, soit pur, soit mieux encore, lorsqu'il est possible, dissous dans du vin blanc ou une liqueur alcoolique, est le premier médicament à employer dans une fièvre intermittente au début, et chaque fois qu'on voudra arriver à une guérison prompte et sûre; si la fièvre est rebelle à ce moyen, il faut recourir aux préparations arsenicales, alors on est sûr de triompher. Mais pour les fièvres passées pour ainsi dire à l'état chronique, pour celles qui affectent les types tierces et quartes, dans les pays où l'endémicité règne dans toute sa force, là enfin où la population chétive, débilitée, traîne une existence misérable, je crois que les préparations *vineuses et alcooliques* rendront d'immenses services, non pas seulement à titre de moyens curatifs, mais à titre de traitement prophylactique.

Soit donc que vous ayez recours, pour couper la fièvre, aux préparations quiniques ou arsenicales, soit que vous ayez à traiter des malades riches ou pauvres, vous avez à votre disposition un moyen sûr pour prévenir les récidives, c'est de leur recommander l'usage *d'un vin pur aussi généreux que possible*, aux repas d'abord, puis deux ou trois fois par jour dans l'intervalle de ces repas. Aux uns donnez du Porto ou du Madère sec, aux autres donnez simplement du rhum, du cognac, ou de la liqueur de genièvre. Ce régime tenu pendant plusieurs semaines, sans négliger, bien entendu, les règles hygiéniques sur lesquelles j'ai insisté dans mon mémoire, sera une ressource des plus efficaces entre les mains de tout praticien qui saura le conseiller avec prudence et réserve.

Cela se conçoit si facilement et si naturellement, qu'il est presque inutile d'ajouter ici aucun commentaire; et comment en douter, lorsque l'on considère quelle est la puissance de ces liquides sur ces existences appauvries, et avec quelle énergie ils font sentir leur action sur ce système nerveux qui ne possède plus, pour ainsi dire, qu'une demi-vitalité! M. J. Guyot avait donc raison de croire à la puissance de ce moyen thérapeutique, et son encouragement, je l'espère, deviendra précieux.

Avec notre honorable confrère, M. Bertet, j'applaudirai de tout cœur aux efforts que le gouvernement voudra bien tenter pour nous assurer des quinquinas sur lesquels nous puissions compter, en les acclimatant dans nos possessions coloniales; c'est une sage et utile pensée à laquelle tout le monde s'associe depuis longtemps.

Pour moi, mon cher rédacteur, qui vis près de cette grande contrée palustre ayant nom Sologne, contrée si déshéritée et néanmoins de tant d'avenir, je me demande : Qui donc nous aidera à propager la viticulture dans l'intérieur de ce pays? Quand donc le pauvre ouvrier de ces vastes plaines aura-t-il, pour apaiser sa soif et celle de sa famille, une autre boisson que l'eau crue ou vinaigrée dont il fait usage? Où est le vent favorable, où est la brise bienfaisante qui se chargera d'emporter l'écho de nos paroles vers les régions élevées du pouvoir? Car c'est une conviction profonde et qui commence à se faire jour de toutes parts : *Qu'avec le vin on peut régénérer, enrichir et augmenter certaines populations.*

Dr Edouard BURDEL.

Cinquième Lettre

[Avec l'intéressant travail qu'on va lire, mon honoré confrère, M. Burdel (de Vierzon), m'a adressé, avec prière d'en exprimer mon opinion, quelques bouteilles de divers crus et de différentes années, de vin récolté en Sologne, dans des terrains autrefois ingrats, infertiles, où poussait à peine une herbe insuffisante à la nourriture des moutons, et où certes il a fallu être guidé par une vive conviction, pour oser y planter le sarment de la vigne. Quant à la culture, l'expérience paraît avoir réussi Relativement au produit, quoique je ne puisse passer pour un œnophile autorisé, je dois déclarer que les échantillons que j'ai reçus de M. Burdel sont vraiment très-remarquables. Ce vin de Sologne n'est ni le vin épais et foncé du Midi, ni le vin presque limpide et aigrelet d'Argenteuil, mais un vin suffisamment coloré, ayant un goût particulier de terroir ne présentant rien de désagréable, au contraire, supportant l'eau et constituant, mêlé ou non avec elle, une boisson désaltérante et dont l'habituel usage peut heureusement modifier les conditions pathologiques des habitants de ces contrées.

J'estime donc que notre distingué confrère Burdel (de Vierzon) a bien mérité de l'hygiène et de l'humanité en consacrant ses efforts à la propagation de la culture de la vigne en Sologne. — Am. LATOUR.]

LE VIN CONSIDÉRÉ COMME PROPHYLACTIQUE PUISSANT DES FIÈVRES TELLURIQUES DANS LES PAYS PALUSTRES.

> « Le vin est chose merveilleusement appropriée à l'homme si, en santé comme en maladie, on l'administre à propos et juste mesure, suivant la constitution individuelle. »
>
> (HIPPOCRATE, trad. de LITTRÉ.)

A Monsieur le docteur Amédée Latour

Bien cher et distingué confrère,

Vous n'avez pas oublié, j'en suis convaincu, l'aimable et savant confrère que la mort nous a enlevé et que ceux qui l'ont connu regrettent toujours ; je veux parler de cet apôtre si convaincu et si expert en œnologie, qui n'a pas craint de sacrifier sa fortune et son existence à prêcher et propager la viticulture en France. Vous l'avez déjà nommé, c'est de Jules Guyot que je veux parler; c'est de ce confrère si charmant, si affable, si entraînant, que nous avions tous tant de plaisir à voir et à entendre, chaque année, dans nos agapes si fraternelles, nos grandes fêtes de l'Association. Et si, comme j'en suis persuadé, vous ne l'avez pas oublié, vous dont la mémoire du cœur est si grande, vous devez vous rappeler les charmants articles qu'il a adressés à l'**Union Médicale**, en réponse à une modeste lettre que je vous avais envoyée sur l'*Influence puissante du vin dans les fièvres palustres et de la Sologne en particulier.* Eh bien, cher confrère, après dix-huit ans d'observations attentives continuées sur ce sujet, je viens, aujourd'hui encore, vous en entretenir et vous exposer les faits nombreux qui, depuis ce temps, se sont passés sous mes yeux. Et d'abord, qu'il disait vrai, et qu'il disait bien, ce savant et spirituel confrère, lorsque, dans son langage aphorique et plein d'humour, pour démontrer combien le vin est une boisson alimentaire indispensable aux classes ouvrières, il racontait : que les vignerons estiment qu'une pièce de vin leur vaut un sac de farine; et, en effet, ajoutait-il, deux livres de pain et deux bouteilles de vin par jour les nourrissent mieux, leur donnent plus de force à dépenser, plus de courage au travail, que quatre livres de pain et deux litres d'eau. — « Je suis loin de prétendre, disait-il encore, que le vin et ses principes immédiats puissent jamais être considérés comme une panacée; mais que le vin et son esprit soient alimentaires, hygiéniques, et qu'ils concourent à la guérison et déterminent même la guérison d'un grand nombre de maladies, c'est ce que je rappelle avec d'autant plus d'assurance, que personne ne l'ignore, et que je ne crains pas d'affirmer que le vin et ses principes immédiats offrent des ressources thérapeutiques plus nombreuses et plus héroïques que l'opium et ses principes immédiats, que les quinquinas et leurs principes immédiats, que toutes les espèces officinales et leurs dérivés (1). »

Évidemment, il est des pays, — et cela est d'une vérité incontestable, — où l'air est si pur, l'eau si bonne, si savoureuse, le sol si sain, qu'on peut pour ainsi dire se passer de vin, ou du moins ne le considérer que comme une boisson de luxe; mais il en est d'autres, les pays de plaines, les vallées et plateaux palustres en particulier, où cette boisson alimentaire est indispensable et aussi importante qu'un bon pain de pur froment. Dans ces pays, il faut le dire, l'eau est loin d'avoir toutes les qualités potables hygiéniques, et l'atmosphère dans laquelle l'homme vit est tellement saturée des émanations du sol, qu'avec les éléments telluriques spéciaux qu'elle contient, il se produit des contrastes si grands de sécheresse et d'humidité, de chaleur et de refroidissement, que le vin y devient alors un tonique névrosthénique des plus précieux. C'est là, certainement, que le vin doit non-seulement être considéré

______

(1) **Union Médicale.** Lettre à M. Amédée Latour, page 467, année 1860, n° 108.

comme une boisson alimentaire des plus utiles, mais encore comme un agent thérapeutique de la plus haute valeur. Pour en juger, il faut avoir été, ainsi que je l'ai été tant de fois, témoin de son action médicatrice puissante dans les familles où la cachexie et l'anémie dominent, et chez lesquelles le vin alimentaire n'apparaît jamais sur la table qu'à des époques pour ainsi dire solennelles et indéterminées. C'est dans ces conditions, enfin, qu'on voit le vin opérer à lui seul de véritables résurrections. Ainsi que le dit J. Guyot : Seul, avec ses principes immédiats, il offre plus de ressources thérapeutiques, plus nombreuses et plus héroïques que l'opium, le quinquina, etc., et tous leurs principes immédiats.

Cela est si vrai que, souvent, très-souvent, il m'est arrivé de donner tout simplement un bon vin généreux, auquel j'ajoutais, pour la forme, quelques grammes de teinture d'écorces d'oranges amères et de gentiane; et, avec ce liquide donné à de pauvres gens, à la dose de 12 cuillerées par jour en trois fois, j'obtenais, dans les anémies et les cachexies palustres, des résultats vraiment miraculeux, et cela sans le secours d'aucun autre médicament.

Mon but, dans ce moment, n'est pas de vous entretenir des propriétés thérapeutiques spéciales au vin dans nos pays à fièvre, — bien que j'aie un article additionnel bien important à ajouter à ce que je vous écrivais à cette époque, 1860 (1); — aujourd'hui, je ne veux vous parler que de son action prophylactique et de son importance dans l'alimentation des classes ouvrières de ces contrées. Vous verrez aussi quel chemin ont fait, depuis lors, les idées que J. Guyot et moi avions émises et prônées sur ce sujet; vous verrez, — ce que vous savez autant et mieux que moi, — que, lorsqu'on croit devoir proclamer une vérité, et que cette vérité doit être profitable à l'humanité, il ne faut jamais craindre de la dire et de la répéter *quand même*, à chaque instant et sous toutes les formes, persuadés que nous devons être qu'un jour elle fera sa voie, et que tôt ou tard, semblable à la goutte d'eau qui tombe sur la roche, si elle ne la transperce, elle marquera du moins sa place.

J. Guyot, qui a tant contribué, ainsi que vous le savez, pendant la dernière année de sa vie, à augmenter la richesse nationale de son pays, en vulgarisant la viticulture en France, J. Guyot envisageait cette question au point de vue surtout de l'économie agricole et industrielle; c'était avec un grand sens logique et pratique qu'il disait que tout terrain pauvre qui ne peut produire de céréales qu'à grands frais, pourvu qu'il soit situé dans une région où la viticulture est possible, devait être planté en vigne. — M'associant, à mon tour, à l'idée de J. Guyot, mais la restreignant pour l'enfermer dans un cadre d'hygiène régional, j'ai dit alors (2) : « Je ne suis pas assez compétent pour affirmer que la vigne réussira toujours dans les

(1) *Du vin et de la viticulture en Sologne.* UNION MÉDICALE, juillet 1860, n° 89.

(2) Lettre au maréchal Vaillant, *Sur la viticulture en Sologne*; 1863.

sols pauvres, et que, dans la Sologne par exemple, elle pourra donner, ainsi que le pense notre ami J. Guyot, un produit rémunérateur aussi certain et aussi important que la sylviculture; mais je sais, par expérience et par l'observation de ce qui se passe chaque jour sous mes yeux, que la vigne sera assez productive et rémunératrice pour donner un bon vin alimentaire et d'excellentes boissons à l'homme dont l'existence se passe dans cette atmosphère atonique; et que, de plus, cette culture, dans ces conditions, l'indemnisera de ses frais et de ses labeurs. »

Depuis que J. Guyot a parcouru toutes les régions viticoles de la France, observant, recueillant, indiquant les meilleures méthodes; prêchant, excitant, encourageant à planter de la vigne, chacun s'est mis à l'envi à cultiver cet arbrisseau colonisateur, ainsi qu'il le disait si bien; et Dieu sait les centaines de millions que cet homme de bien, mort dans un état voisin de la détresse, a su donner à son pays!

Celui-là seul qui a pu visiter les vignobles de la France, dans cet intervalle de dix-huit ans, peut comparer et juger du progrès de la viticulture et de l'entraînement qui s'est produit sous l'influence de la parole de notre ami. Malheureusement, depuis quelques années, un insecte immonde et dévorant, quoique microscopique, contre lequel la science pratique nous laisse jusqu'à ce jour sans défense, menace de détruire et d'anéantir ces richesses.

Croyez bien, mon cher rédacteur, que la Sologne, ou du moins une partie de la Sologne, n'est restée ni sourde ni indifférente à la voix de Jules Guyot, et qu'elle a suivi, elle aussi, — quoique avec plus de lenteur et de réserve, — l'impulsion qu'il a donnée; car vous savez qu'il a exploré le pays à ce point de vue, et qu'il y·a fait des conférences. Aussi a-t-on planté beaucoup de vigne, surtout dans le périmètre de cette contrée, et on en eût planté davantage si un autre fléau, moins dévastateur sans doute que le phylloxera, mais quelque peu ruineux aussi, ne fût venu arrêter un peu et refroidir l'enthousiasme de nos populations. C'est des gelées dont je veux parler, des gelées tardives printanières, qui ont tant fait de mal, non pas seulement dans la Sologne, mais dans les trois quarts de la France; car, quant au phylloxera, laissez-moi vous dire en passant, — et qui sait même si un jour, par la dévastation qu'il produit dans les autres pays, il ne contribuera pas à réaliser le rêve de Guyot, c'est-à-dire à faire de la Sologne un grand centre viticole, — jai de bonnes raisons, dis-je, pour croire qu'il ne viendra pas détruire les vignes de ce pays, ou du moins que, s'il y venait, il n'y vivrait pas longtemps, mal reçu qu'il serait par les immersions prolongées qu'il aurait à y subir pendant l'hiver et le printemps; car, à ces époques de l'année, les pluies entretiennent, grâce à l'imperméabilité du sol, des nappes d'eau, presque à fleur de terre, qui baignent complétement les racines et les radicelles de la vigne, pour disparaître rapidement par les chaleurs estivales; ce qui constitue, vous le savez, l'action tellurique de ce pays; mais conditions qui seraient mortelles, je crois, au phylloxera. Vous trouverez peut-être étrange, sinon déplacé, bien cher confrère, que, à propos du vin considéré comme prophylactique de la fièvre tellurique, je vienne vous entretenir de la vigne, de sa culture et des ennemis qui l'assaillent de toutes parts; mais ne dois-je pas vous faire comprendre que le vin, si utile à l'ouvrier de ces contrées, ne fera jamais partie de son hygiène alimentaire, s'il ne le récolte lui-même, c'est-à-dire s'il ne cultive la vigne de ses propres mains? C'est là la condition la plus indispensable et la plus rigoureuse pour arriver à ce résultat humanitaire.

Lorsque J. Guyot, au point de vue de l'extension de la viticulture, et moi au point de vue de l'hygiène climatologique, avons prôné tous deux la vigne et le vin en Sologne, savez-vous quelle est l'objection qui nous fut faite alors *en haut lieu,* et celle que quelques propriétaires riches, — qui peuvent se procurer facilement, à prix d'argent, le vin dont ils ont besoin, — nous opposèrent et nous opposent aujourd'hui? « Mais, avec l'extension de la viticulture en France, disent-ils, avec les routes et les chemins qui sillonnent le pays en tous sens, à quoi bon planter de la vigne, lorsque l'on peut si facilement s'en procurer au dehors par l'échange des produits? » Vous comprendrez que, si nous ne parlions de la viticulture en Sologne qu'au point de vue des classes riches et aisées, lesquelles préfèrent, non sans raison peut-être, le vin de Bordeaux ou de Bourgogne au vin du cru, nous n'aurions qu'à nous taire devant cette objection; mais si nous voulons, au contraire, envisager cette question, ainsi qu'elle le mérite, dans tout ce qu'elle a de plus sérieux, de plus humanitaire et même de plus pratique, nous dirons, nous basant sur l'observation de chaque jour, que l'ouvrier et sa famille ne peuvent boire et ne boiront du vin alimentaire que lorsqu'ils en produiront. Il est difficile, pour ne pas dire impossible, qu'un ouvrier qui a une nombreuse famille, et dont le salaire quotidien, — à la campagne, — ne dépasse pas 1 fr. 50 et 2 fr. dans l'été, puisse tirer de sa bourse la somme de 40 ou 50 francs pour acheter, — même à sa proximité, — une pièce de vin. Tandis qu'il n'hésitera pas à donner, de ci de là, quelques journées, à ses moments perdus, pour cultiver quelques ares de vigne; ainsi qu'il le fait pour son jardin, dont il tire des légumes, ou de son *ouche* (1), dans laquelle il cultive du chanvre pour faire de la toile, ses chemises et ses draps. Ajoutons encore que l'ouvrier ne tire pas seulement du vin de sa vigne; il a aussi, pour boire dans la semaine et à son travail, d'excellentes *boissons* toniques, quoique moins nutritives et moins alcooliques que le vin; j'entends parler de ces boissons qui sont le produit de la grappe, laquelle a servi à fabriquer le vin. On ne saurait croire de quelle importance sont ces boissons pour l'ouvrier; et cette importance sera surtout appréciable dans plusieurs années, à mesure que les plantations de vignes augmenteront; c'est alors qu'ils pourront

(1) On appelle ainsi un petit coin de jardin, cultivé en chènevière.

juger qu'une demi-bouteille de vin ajoutée à leur maigre pitance leur donnera force et santé, et, le plus souvent, les préservera de la fièvre.

Au point où la science physiologique en est arrivée aujourd'hui, il me semble inutile de vouloir démontrer que le vin ordinaire, ainsi que le dit si bien J. Guyot, *« pris régulièrement avec le pain et les autres substances solides des repas, est un aliment précieux; »* — car le vin n'agit pas seulement par l'alcool qu'il contient, mais par tous les principes immédiats qu'il tient en dissolution, tannin, tartrates et autres sels, etc.; et vous savez qu'un bon vin ordinaire, — celui provenant de la vigne, et non celui qui sort de l'officine des marchands de vins, dont la quantité d'alcool surajouté est en raison directe de l'étiquette qu'il porte, — qu'un bon vin ordinaire, dis-je, ne contient que de 8 à 9 p. 100 d'alcool; aussi, les boissons vineuses naturelles sont-elles les plus rapides et les plus puissants modificateurs du système nerveux que nous connaissions parmi les substances alimentaires; et leur action est évidemment dans le sens de l'augmentation, de l'exaltation des forces vitales; puisqu'elles sont alimentaires, elles sont assimilables, par conséquent diffusibles, c'est-à-dire que leurs effets se répandent dans l'organisme sans y laisser d'éléments étrangers plus ou moins désorganisateurs. C'est par cette double qualité de médicament et d'aliment que les boissons vineuses et spiritueuses offrent à la médecine un auxiliaire plus puissant et plus inoffensif à la fois que les préparations pharmaceutiques. Il y a cette différence, entre le vin naturel et l'alcool, que le premier est un liquide alimentaire, favorisant la digestion et l'assimilation; tandis que le second, ainsi qu'il ressort des recherches de M. Maurice Perrin, se comporte dans l'organisme en véritable agent dynamique excitateur du système nerveux : « L'alcool, dit-il, séjourne dans le sang, et par lui exerce une action directe et primitive sur les centres nerveux, dont, suivant les doses, il modifie, pervertit, et abolit les fonctions; il s'accumule dans les centres nerveux et dans le foie, et il sort en nature de l'économie par les diverses voies d'élimination. » Il n'en est plus de même du vin, — pris à dose modérée, — dont les divers principes, mélangés à la masse alimentaire, exercent une action bienfaisante sur le mouvement de la nutrition. Ceux qui, dans le cours de leur vie, ont fait plusieurs repas dont les uns n'ont été arrosés qu'avec de l'eau seule, et dont les autres ont été pris avec du bon vin, ceux-là peuvent dire quelle différence existe, quel bien-être, quelle stimulation ils ont ressentis, et quelle comparaison ils peuvent faire entre les premiers et les seconds.

Cela se ressent et ne se mesure pas; et si la chimie elle-même est impuissante à démontrer l'action bienfaisante et sensuelle du vin pris aux repas, la physiologie le constate et le démontre. « Je ne puis, dit encore J. Guyot, aller à l'encontre des recherches de MM. Duroy, Ludger Lallemant et Maurice Perrin, qui établissent que l'alcool n'est pas alimentaire, c'est-à-dire qu'il échappe à l'assimilation; ils peuvent avoir d'autant plus raison, que l'eau non plus n'est pas assimilée, que le chlorure de sodium n'est pas entièrement décomposé; mais le vin et les spiritueux favorisent la digestion au même degré que l'eau et le sel. Voilà ce qu'on peut affirmer (1). »

Si donc il est admis que le vin est un puissant tonique, un stimulant imprimant une action spéciale sur l'alimentation et la réparation, il en découle nécessairement et logiquement qu'il doit être un puissant agent prophylactique des accidents telluriques dans les pays palustres en général. Ce que nous avançons est complétement confirmé par l'observation des faits; il ne faut qu'ouvrir les yeux pour le voir et en être convaincu. Aussi, on peut affirmer que ce n'est qu'exceptionnellement et accidentellement que la malaria s'appesantit sur les classes indigènes dont la position sociale permet l'usage quotidien du vin aux repas; tandis que, dans les classes ouvrières, je ne dis pas pauvres, mais qui vivent plus ou moins péniblement du travail de leurs bras, celles-là, enfin, dont l'eau est la boisson habituelle, cette classe en souffre d'une manière permanente; je dirai mieux, d'une façon chronique.

Depuis longtemps déjà, pas un paysan, pas un ouvrier de la Sologne et du Berry, n'a passé devant mes yeux, sans qu'il ait eu à répondre à cette question : — *Que buvez-vous à vos repas?* — Et, par cette simple question, j'ai pu établir, dans le cours de mes consultations aux populations rurales, une enquête qui m'a complétement démontré l'influence relative du vin dans la population, et la différence qui existe entre ceux dont l'eau est la seule et unique boisson et ceux qui font usage du vin à leurs repas.

Dans le Berry, près d'un cinquième seulement des paysans boit de l'eau à ses repas; le reste boit du vin, des boissons vineuses ou des cidres de différents fruits; cette petite fraction d'habitants dont l'eau est la principale boisson alimentaire, mais qui vit sur un sol plus riche et relativement plus sain, n'est que très-rarement visitée par les fièvres d'automne; et leur constitution, plus riche, offre une notable différence avec celle des habitants de la Sologne, dont les conditions d'existence sont cependant les mêmes.

Lorsque, au contraire, la question : Que buvez-vous? est posée à ces derniers, presque tous, pour ne pas dire tous, répondent invariablement : *Nous ne buvons que de l'eau.* Quelques-uns boivent des cidres de différents fruits; mais le plus grand nombre ne boit que de l'eau, quelquefois aiguisée de vinaigre, mais le plus souvent de l'eau seule. Aussi est-ce dans cette classe que le vin, soit comme agent hygiénique ou thérapeutique, produit des merveilles. Les faits que j'ai recueillis rendent incontestables pour moi cette vérité : que, dans les pays à sol palustre, les habitants qui ne boivent que de l'eau sont faibles, souvent anémiés et frappés d'accidents telluriques; tandis que ceux qui font un usage journalier de vin alimentaire n'en sont frappés qu'exceptionnellement et accidentellement, et qu'en outre leur sang, plus

(1) UNION MÉDICALE, même numéro.

riche, augmentant la force de leur constitution, les rend plus résistants aux perturbations climatologiques incessantes au milieu desquelles ils vivent.

Je vous prie de faire attention, mon bien cher confrère, qu'ici, je n'entends parler que des habitants des pays palustres, des indigènes, en un mot, et non de ceux qui y vivent passagèrement; car ceux-ci, eussent-ils à boire les vins les plus généreux, si par malheur ils viennent à s'écarter des règles prescrites par l'hygiène de ces pays, ou si accidentellement ils ont à subir des conditions morbides, presque inévitablement ils auront à ressentir les accidents telluriques.

Enfin, pour vous édifier d'une façon plus complète encore sur l'influence prophylactique du vin, permettez-moi de vous exposer un fait dont l'importance, je n'en doute pas, ne vous échappera point. Ce fait vient de se passer près de moi, et pour ainsi dire sous mes yeux, à Romorantin, chef-lieu d'arrondissement, possédant 7,000 et quelques cents habitants, ville bâtie au milieu des plaines de la Sologne.

Dans cette contrée, comme dans toute la Sologne du reste, les populations rurales sont plus ou moins maltraitées par les fièvres; et cette année, notons-le particulièrement, la sécheresse extrême, alternant avec des pluies d'orage, a donné lieu à de grandes évaporations humiques, lesquelles ont développé une quantité considérable de fièvres telluriques : pas de ferme, pas de hameau qui n'eût un plus ou moins grand nombre de fiévreux. Eh bien, malgré cette mauvaise condition climatérique, la petite garnison de Romorantin, composée d'un bataillon de chasseurs à pied, augmentée encore, aux mois de septembre et d'octobre, des réservistes qui, pendant vingt-huit jours, ont fait les manœuvres d'automne, a pu échapper complétement à l'endémie, et cela, grâce au vin qui a été distribué et bu par les soldats pendant toute cette période. Dans l'espace de vingt-huit jours, époque pendant laquelle les manœuvres, marches et contre-marches ont été exécutées, il a été bu, — le bataillon étant composé de 835 hommes, — 30,000 et quelques cents litres de vin (1); ce qui donne, comme moyenne, à peu près un litre et quart par homme, pour l'espace de vingt-huit jours.

Veuillez bien ne pas perdre de vue, bien cher confrère, ainsi que je l'ai dit déjà, — car c'est là un point capital, — que ces manœuvres ont été faites pendant les mois de septembre et d'octobre, c'est-à-dire dans le moment où l'endémie était dans toute son intensité, et que c'est en pleine campagne aussi qu'elles ont été exécutées, et alors que les populations rurales étaient le plus atteintes. Sur 835 hommes, et pendant ces vingt-huit jours, trois seulement sont entrés à l'hôpital pour y être traités de la fièvre, et encore l'un de ces trois malades était-il soupçonné d'être tuberculeux. Bien plus, m'a raconté l'honorable chef de bataillon, de qui je tiens ces détails,

(1) Une grande partie de ce vin a été distribuée aux soldats, et une autre a été payée par les réservistes et les soldats du bataillon.

quelques réservistes qui étaient arrivés malingres, chétifs et fiévreux, ont pu supporter la fatigue des manœuvres et, après ces vingt-huit jours, quitter le bataillon sans être entrés un jour à l'infirmerie, et ont pu rentrer chez eux fortifiés par le régime et l'hygiène du soldat.

Je pense que le fait peut se passer de tout commentaire, et, si je ne me fais illusion, il me semble que, pour tout le monde, il ressort naturellement que le vin, associé quotidiennement aux repas et pris à dose modérée, constitue un des plus puissants prophylactiques des accidents telluriques : d'où il est permis de conclure que, encourager la viticulture en Sologne et dans les pays palustres de même nature, dans le but d'abord de faciliter l'usage, *à peu de frais*, d'une boisson tonique qui à la fois fortifie l'ouvrier, régénère la population et devient un prophylactique puissant des maladies du sol, c'est faire non-seulement de *la philanthropie*, ainsi que le disait si excellemment notre ami J. Guyot, mais c'est faire aussi de l'économie sociale au plus haut degré ; c'est, enfin, parer aux troubles géologiques que les cataclysmes ont apportés dans ces régions, et rendre presque invulnérable l'homme qui doit les subir.

Ainsi que je l'ai dit en commençant, s'il est sur le globe des climats, des contrées où l'homme puisse se passer de vin et de boissons spiritueuses, il en est d'autres, les pays palustres, la Sologne, et la Brenne en particulier, où cette boisson est indispensable ; et, comme le dit l'éminent chimiste Liebig : « Le vin n'est surpassé par « aucun produit naturel ou factice comme moyen de réconfortation, quand les forces « de la vie sont épuisées ; il anime et ravive les esprits aux jours de tristesse ; il « corrige et compense les effets des perturbations de l'économie, à laquelle *il sert* « *de préservatif contre les troubles passagers causés par la nature inorganique.* »

Les anachorètes et les saints pouvaient, dit-on, vivre dans le désert, ne mangeant que des racines et ne buvant que de l'eau. En aucune façon, je ne veux contredire ni l'histoire ni les saintes légendes ; mais qu'il me soit permis de dire que la différence est grande entre l'anachorète retiré dans le désert, vivant loin du monde et de ses bruits, et le père de famille condamné à faire vivre de son travail, lui et les siens : le premier, complétement distrait des choses d'ici-bas, n'ayant souci que de son âme et n'ayant que peu de besoins ; le second, devant, au contraire, lutter incessamment pour nourrir et élever sa famille, et par conséquent compter avec toutes les conditions sociales, ses besoins, ses maladies, ses passions, et souvent la misère. A ce dernier, enfin, il faut une alimentation tonique, réparatrice, s'il veut résister à toutes ces causes qui, en résumé, constituent la bataille de la vie.

On nous a dit aussi, — et c'est par là que je termine cette trop longue lettre, — que, depuis la création des routes, il n'était pas d'ouvrier, pas de paysan qui ne bût du vin, et que, au besoin, il savait s'en procurer. Cela est vrai pour ce qui regarde le vin consommé au cabaret ; et nous savons mieux que personne que,

aujourd'hui, les dimanches et jours de fête, les jours de marché et de foire, un ce
tain nombre de paysans et d'ouvriers quittent facilement leur demeure sous le moind
prétexte, attirés qu'ils sont par le cabaret, et que là ils consomment plus que
nécessaire. Mais, d'abord, c'est le plus petit nombre, et observons qu'ici le vin et l
alcools qui sont pris dans ces conditions ne sont plus les liquides alimentaires do
nous parlons, mais bien des liqueurs exerçant une action énervante sur un systèr
des plus faciles à ébranler ; c'est, en un mot, de la débauche, mais de la débauc
entretenue le plus souvent par des liqueurs alcooliques de mauvaise qualité ; enfi
ajoutons que cette débauche n'est que passagère, et que, pendant que ces libatio
se font dans le cabaret, la famille, la femme, les enfants et l'ouvrier lui-mêm
lorsqu'il rentre à la maison, ne boivent que de l'eau.

Vous le voyez, bien cher et excellent confrère, la question que je traite est bi
complexe ; car, en l'envisageant du côté médical et hygiénique, on est forcéme
entraîné à la considérer par un côté non moins sérieux, j'entends parler du cô
économique et philanthropique : l'homme ici ne peut être étudié isolément ; c
lui, c'est la famille, c'est la population, c'est la société ; on ne peut régénérer l'
sans l'autre, et c'est cet autre qui compose le pays......... Mais je m'arrête ici ; c
ce sujet m'entraînerait trop loin, et peut-être en ai-je trop dit déjà pour abuser
votre bienveillance et fatiguer la patience de vos lecteurs.

En vous adressant cette lettre, j'ai voulu d'abord la mettre sous votre patronag
parce que, d'une part, je sais toute l'affectueuse estime et l'admiration que vo
ressentez pour le talent et le caractère de J. Guyot, et que, de l'autre, il m'a semb
qu'en poursuivant, — sous un côté très-restreint, — l'idée et l'œuvre de J. Guyot,
pouvais mettre ce travail sous l'égide de votre journal, et qu'alors mes parol
seraient mieux entendues, et peut-être aussi mieux appréciées.

Aussi veuillez, avec tous les remerciements que je vous adresse à l'avance, agré
la nouvelle assurance de mes sentiments les plus affectueux et les plus dévoués.

Dr Édouard BURDEL (de Vierzon),
Membre correspondant de l'Académie de médecir

Vierzon, 10 mai 1877.

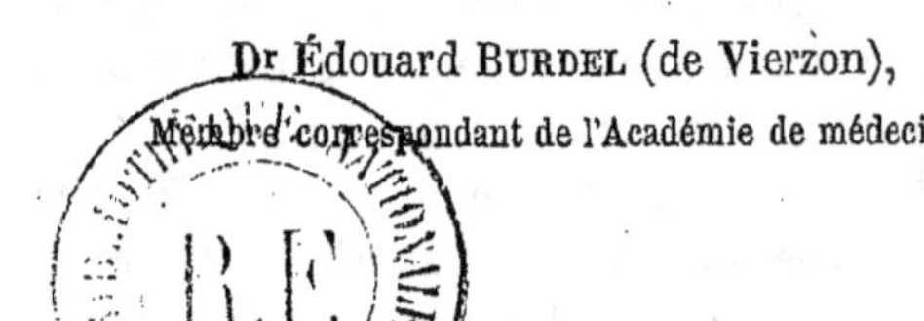

PARIS. — Typographie FÉLIX MALTESTE et Cᵉ, rue des Deux-Portes-Saint-Sauveur, 22.

DU MÊME AUTEUR

DE L'IVROGNERIE, de ses effets désastreux sur l'homme, la famille, la société; moyen d'en modérer les ravages. — 1854.

RECHERCHES SUR LES FIÈVRES PALUDÉENNES, suivies d'études physiologiques et médicales sur la Sologne. Un volume de 246 pages. — 1858.

NOUVELLES RECHERCHES SUR LE MIASME PALUDÉEN ET L'IMPALUDATION. Mémoire en trois parties, publié dans le *Bulletin* de l'Académie royale de médecine de Belgique, années 1861-1862.

STATISTIQUE sur l'amélioration de la population en Sologne. Brochure; Bourges, 1860.

LA VIGNE EN SOLOGNE, son influence sur le pays et sur la population. Brochure; Bourges, 1862.

LE CANCER considéré comme souche tuberculeuse. Un volume in-8° de 120 pages; 1872.

DES ÉTANGS, de leur maintien ou de leur suppression au point de vue de l'hygiène, de l'agriculture et la légistation. Brochure avec planche; 1873.

DE L'ACTION DE LA QUININE SUR L'UTÉRUS sain, malade ou gravide. Mémoire publié dans les *Annales de gynécologie*.

DE LA NÉVROSE CARDIAQUE TELLURIQUE, deux mémoires publiés dans les *Annales de gynécologie*, 1884-1876.

DE LA DÉGÉNÉRESCENCE PALUSTRE, mémoire lu à l'Académie de médecine, avec huit photographies, chez Masson, à Paris, 1875.

Paris. — Imp. FÉLIX MALTESTE et Cⁱᵉ, rue des Deux-Portes-Saint-Sauveur, 22.

9 782329 067575